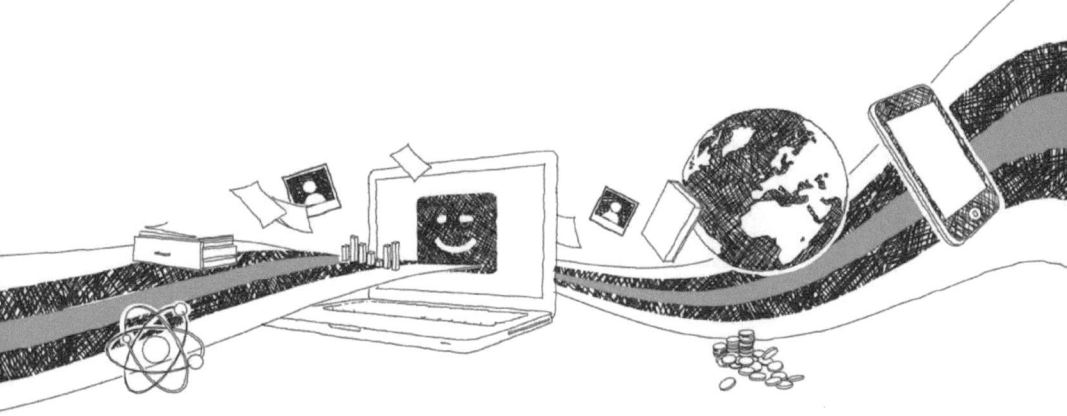
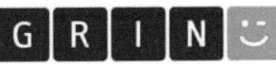

Bibliografische Information der Deutschen Nationalbibliothek:

Die Deutsche Bibliothek verzeichnet diese Publikation in der Deutschen National-
bibliografie; detaillierte bibliografische Daten sind im Internet über http://dnb.d-
nb.de/ abrufbar.

Impressum:

Copyright © 2010 GRIN Verlag, Open Publishing GmbH
Druck und Bindung: Books on Demand GmbH, Norderstedt Germany
ISBN: 978-3-668-11051-9

Dieses Buch bei GRIN:

http://www.grin.com/de/e-book/308593/abrechnungsmodelle-zur-patientenorien-
tierten-arzneimittelversorgung-ein

Jens Günther

Abrechnungsmodelle zur patientenorientierten Arznei-mittelversorgung. Ein europäischer Vergleich

GRIN Verlag

GRIN - Your knowledge has value

Der GRIN Verlag publiziert seit 1998 wissenschaftliche Arbeiten von Studenten, Hochschullehrern und anderen Akademikern als eBook und gedrucktes Buch. Die Verlagswebsite www.grin.com ist die ideale Plattform zur Veröffentlichung von Hausarbeiten, Abschlussarbeiten, wissenschaftlichen Aufsätzen, Dissertationen und Fachbüchern.

Besuchen Sie uns im Internet:

http://www.grin.com/

http://www.facebook.com/grincom

http://www.twitter.com/grin_com

Health Care Managment e. V.

Institut an der Philipps-Universität Marburg

Abschlussarbeit

Thema:

Europäischer Vergleich von Abrechnungsmodellen zur Patientenorientierten Arzneimittelversorgung

vorgelegt von:

Jens Günther

Inhaltsverzeichnis

Abkürzungsverzeichnis

AMG	Arzneimittelgesetz
BPAV	Bundesverband Patientenindividueller Arzneimittel- verblisterer
Ebd.	Ebenda
CHF	Schweizer Franken
ggf.	gegebenenfalls
Journ	Journal
GKV	Gesetzliche Krankenkasse
OTC	nicht verschreibungspflichtig
OVG	Oberverwaltungsgericht
SAV	Schweizerischer Apothekenverband
SEK	Schwedische Kronen
PAV	Patientenorientierte Arzneimittelversorgung
WHO	World Health Organisation
WMG	Wet Marktordening Gezonheidszorg = Gesetz zur Organisation, Effzienz und Wirtschaftlichkeit im niederländischen Gesundheitssystem
NZa	Niederländische Gesundheitsfürsorge Behörde
KVG	Eidgenössisches Krankenversicherungsgesetz
IT-	Informationstechnik
AOK	Allgemeine Ortskrankenkasse
NRW	Nordrhein Westfalen
BRD	Bundesrepublik Deutschland
MWSt.	Mehrwertsteuer
OTC	over the counter = frei verkäuflich

1. PAV – Eine Frage der Vergütung

In Anbetracht der demographischen Entwicklung in Deutschland und den damit verbundenen Auswirkungen auf das Sozialsystem sollen in dieser Arbeit die Abrechnungsmodelle der Patientenindividuellen Arzneimittelversorgung (PAV) verglichen werden. 44.000 bis 98.000 Patienten sterben jährlich in US-Krankenhäusern durch Medikamenten-Irrtümer. Vielfach wird den Patienten das falsche Medikament zugeteilt, noch häufiger ist die Dosis nicht auf den Patienten zugeschnitten. Er nimmt schlichtweg zu viel Arzneimittel ein und stirbt an einer Vergiftung. Mehr als zwei Drittel der Behandlungsfehler sind auf Defizite im Organisationsablauf zurückzuführen. Auch in Deutschland ist vieles verbesserungswürdig: 59 % der deutschen Krankenhausmitarbeiter beurteilen das Risikomanagement für verbesserungsbedürftig.[1] Um den Zustand zu verbessern, also die fehlerhafte Arzneimittelzuteilung verringern zu können, gibt es die „Patientenorientierte Arzneimittelversorgung" (PAV), die vor allem das Ver-blistern von Medikamenten enthält. Es handelt sich um eine Zusatzleistung des Apothekers, die er auch zusätzlich bezahlt bekommen muss. Die Arbeit geht den Fragen nach, wer die anfallenden Kosten der Verblisterung trägt, wie und durch wen die Verblisterung vergütet wird. Die Vergütung soll auch in reellen Zahlen (sprich Euro) verglichen werden. Zentrum der Arbeit ist der Vergleich der Abrechnung mit Kostenträgern in der Patientenorientierten Arzneimittelversorgung, d. h. bei der individuellen Medikamentenabgabe und im industriellen Verblistern von Medikamenten. Der Blick gilt neben Deutschland drei europäischen Nachbarländern, nämlich Schweiz, Niederlande und Schweden. Beim Vergleichen der Abrechnungsmodelle stellen sich die Fragen, ob einzelne Tabletten oder ganze Packungen abgerechnet werden, ob es einen Packungsaufschlag gibt und wie mit angebrochenen Verpackungen – also Verwurf – umgegangen wird. Weiterhin soll in dieser Arbeit untersucht werden, wer die Kosten der Patientenorientierten Arzneimittelversorgung trägt: Tragen

---

[1] v. Eiff, W.: Patientenorientierte Arzneimittelversorgung, http://www.md-institute.com/cms/ressorts/gesundheitsoekonomie/Patientenorientierte-Arzneimittelversorgung.pdf, Abgerufen am: 2010-09-30.

1

die Apotheken oder die Krankenkassen die Kosten? Oder gibt es andere Kostenträger? Müssen eventuell die Patienten selbst zahlen?

Beim Vorgehen wurde überwiegend auf Literaturrecherche zurückgegriffen, wobei es sich in den wenigsten Fällen um klassische Lehrliteratur handelte. Neben Gutachten und Artikeln aus Ärzte- und Pharmaziejournalen mussten auch Tarifverträge und Gesetzestexte herangezogen werden. Vielfach waren diese Quellen nur im Internet zu finden. Über diese Recherche hinaus wurden auch entsprechende Experten direkt angesprochen und mittels eines Fragebogens befragt, in einem Falle auch telefonisch. Es stellte sich letztendlich als äußerst schwierig heraus, sämtliche für einen Vergleich in Euro notwendigen Daten aus allen vier Ländern zu generieren. Nichtsdestotrotz wurde versucht, einen möglichst ergiebigen Vergleich herzustellen.

Zunächst werden die Begriffe Patientenorientierte Arzneimittelversorgung (PAV), Verblisterung und Compliance definiert, da diese im Zentrum der Ausarbeitungen stehen. Im Hauptteil geht es um die Abrechnungssysteme der PAV in den vier ausgesuchten Ländern. Hier soll die Grundlage für den Vergleich der Abrechnungsmodelle gelegt werden. Vertiefend werden die Details der Patientenorientierten Arzneimittelversorgung pro Land skizziert, so dass diese bei Bedarf abschließend auch miteinander verglichen werden können. Die bereits in diesem Kapitel dargelegten Kosten der PAV werden im folgenden Abschnitt zusammengefasst und länderweise gegenübergestellt. Dann werden die Unterschiede bei den einzelnen Kostenträgern zusammengefasst, worauf eine grundsätzliche und abschließende Einschätzung der PAV und ihrer Finanzierung in Europa folgt.

2. Definitionen

Die zentralen Begriffe, die in dieser Arbeit eine Rolle spielen, sollen kurz definiert werden.

2.1 Patientenorientierte Arzneimittelversorgung (PAV)

Bei der PAV handelt es sich sozusagen um eine Kombination der Logistikleistung der patientenbezogenen Arzneimittellieferung „in Unit-Dose System mit der pharmazeutischen Dienstleistung der patientenindividuellen Arzneimitteltherapieoptimierung" auf der Station der Einrichtung.[2] Es ist eine innovative Logistiklösung für die Belieferung von Arzneimitteln in stationären Einrichtungen. Für jeden Einnahmezeitpunkt des Patienten wird mit Hilfe eines Blisterautomaten die entsprechende Dosis eine Woche im Voraus vorbereitet und den Einrichtungen zeitnah zur Verfügung gestellt. Stichwort ist die „Unit-Dose-Versorgung". Damit ist die auf den individuellen Patienten abgestimmte Versorgung mit einzeln abgepackten Medikamenten gemeint. Es handelt sich um eine Gesamtlösung „aus elektronischer Verschreibung mit Dosier- und Interaktionsprüfung, automatisierter patientenbezogener Kommissionierung von Einzeldosen und IT- / Barcode-gestützter Verabreichungsdokumentation sowie einer entsprechenden Ablauforganisation."[3] Die Vorteile liegen auf der Hand: Unit-Dose-Versorgung erhöht die Arzneimittel- und Patientensicherheit und senkt das Arzneimittelbudget um bis zu 15 Prozent.[4]

2.2 Verblisterung

Verblisterung oder Verblistern ist ein Teil der PAV. Mit Verblistern ist gemeint, Produkte in eine Blisterpackung abzufüllen. „Im Gesundheitswesen ist damit die Verpackung von Medikamenten und insbesondere die patientenindividuelle Neuverblisterung von Medikamenten gemeint."[5] Normalerweise werden Medikamente in Tablettenform bereits vom Hersteller in Blisterverpackungen geliefert. Allerdings stellen Verblisterungen – wie in Folge der Arbeit noch

---

[2] Steimle, T.: Patientenorientierte Arzneimittelversorgung, http://www.gaa-arzneiforschung.de/e1256/e1353/e1377/infoboxContent1385/2004-2-5Steinle_ger.pdf, Abgerufen am: 2010-09-30.
[3] Medinfo: http://medinfoweb.de/apps/webeditor//files/Fachtagung-Unit-Dose_im_Krankenhaus1.pdf
[4] Ebd.
[5] Sananet: Was ist verblistern? http://verblistern.com/verblistern.html, Abgerufen am: 2010-09-13.

aufgezeigt werden soll – nicht immer die optimale Darreichungsform für den Patienten dar. „Insbesondere ältere Patienten, denen mehrere Medikamente verschrieben werden, sind mit der Einnahme industriell verblisterter Arzneimittel in der jeweils vorgeschriebenen Menge und zur passenden Zeit oft überfordert. In Pflegeheimen, wo keine Großpackungen verwendet werden dürfen, verbringt das Pflegepersonal viel Zeit damit, die Medikamente aus den handelsüblichen Blisterverpackungen zu entfernen und die Arzneimittel für jeden Patienten individuell zur Verfügung zu stellen.[6] Bei den auch als Unit-Dose-Medikationen bezeichneten Verpackungen handelt es sich um Arzneimittelpackungen, bei denen die Tagesmedikation für jeden Patienten individuell zusammengestellt wird und auf denen die Chargennummer, Dosis, Haltbarkeit und der Patientenname vermerkt sind.

Per Definition bedeutet Unit – Dose die Bezeichnung für die industriell oder durch die Apotheke konfektionierte Einzeldosis einer Arzneizubereitung. Grundsätzlich unterscheidet man bei der Unit – Dose Arzneimittelversorgung zwischen single – dose und multi – dose Arzneimittelverpackungen. Single – dose Verpackungen enthalten nur ein Arzneimittel, während multi – dose Verpackungen mehrere Arzneimittel enthalten können, wenn der Patient zu einem Einnahmezeitpunkt mehrere Arzneimittel verordnet bekommen hat.

„Verblisterung ist ein Trend, mit dem viele Heime in den Grundzügen schon vertraut sind. Wichtig ist ihnen dabei die Kosteneinsparung durch den geringeren Aufwand beim Stellen."[7] Der Apotheker hat die Vorteile, mit folgenden Angeboten an Heime als potenzielle Kunden heranzutreten: So werden examinierte Pflegekräfte, die bisher für das manuelle Stellen verantwortlich waren, entlastet. Diese können ihre Zeit wieder stärker den Heimbewohnern widmen. Die Zeitersparnis soll einer Viertel-Vollzeitstelle bei 50 Bewohnern entsprechen. „Das Heim wird beim Rezeptmanagement entlastet, indem die Apotheke regelmäßig ein fertig ausgefülltes Formular für die

---

[6] Ebd.
[7] Apoblist: http://www.apoblist.de/vorteile-des-verblisterns.html, Abgerufen am: 2010-09-13.

4

Rezeptbestellung zur Verfügung stellt. Bestandskontrolle und Nachschub erfolgen quasi automatisch. Für die verblisterten Arzneimittel muss sich das Heim nicht mehr um die Rezept-Nachbestellung kümmern. Das Heim kann seine Stationsbestände klein halten und auf aufwändige Verfallsdatenkontrolle verzichten."[8]

Für die Patienten hat das Verblistern den großen Vorteil, dass Falsch-medikationen vermieden werden. Untersuchungen zeigen, dass beim klassischen händischen Bereitstellen von Arzneimitteln ein höheres Risiko des Falschstellens besteht. Die Gefahr einer Falscheinnahme ist höher im Vergleich zum Einsatz maschinell gefertigter Wochenblister. Abrechnungstechnisch handelt es sich bei der Verblisterung um eine Zusatzleistung eines industriellen Verblisterers, einer Apotheke oder eventuell eines pharmazeutischen Unternehmens. Diese Zusatzleistung muss bezahlt werden. Wie bereits eingangs formuliert, ergeben sich Fragen danach, ob einzelne Tabletten, oder ganze Packungen erstattet werden, ob es einen Packungsaufschlag fürs Verblistern gibt oder wie bei Medikationsänderung mit angebrochenen Packungen – dem Verwurf - verfahren wird. Weiterhin ergibt sich die Frage, wie hoch die Kosten für den Versicherungsträger sind, also wie viel der Träger für die Patientenorientierte Arzneimittelversorgung im jeweiligen Land zahlt.

2.3 Compliance

Der Begriff Compliance wird in der Literatur unterschiedlich verwendet.[9] Er kann zunächst mit „Therapietreue" übersetzt werden. Wörtlich kann man ihn Einwilligung oder Zustimmung übersetzen; er bildet jedoch nur einen Teil der Thematik ab. Die WHO versteht darunter „das Ausmaß, in dem das Verhalten eines Patienten in Bezug auf Arzneimitteleinnahme, Befolgen eines

---

[8] Ebd.
[9] Simons, S., Roth, S., Jaehde, U.: Therapietreue dauerhaft verbessern. In: Pharmazeutische Zeitung, http://www.pharmazeutische-zeitung.de/index.php?id=4148. Abgerufen am: 2010-09-13.

Ernährungsplans oder Anpassungen der Lebensweise mit den Empfehlungen eines Heilberuflers übereinstimmt".[10] Manchmal wird der Begriff übersetzt mit „sich an die Vorgaben halten", an anderen Stellen in der Literatur soll die Begrifflichkeit Konkordanz eine aktive Rolle des Patienten zum Ausdruck bringen. In dieser Arbeit soll die Bezeichnung als Synonym für Therapietreue benutzt werden.

Interessant, weil problematisch, ist für diese Arbeit natürlich die nicht funktionierende Therapietreue. Entsprechend wird das Ausmaß der Non-Compliance „je nach Krankheitsbild zwischen 12 und 35 Prozent (durchschnittlich 25 Prozent) geschätzt. Vor allem Patienten mit Atemwegserkrankungen, Diabetes mellitus und Schlafstörungen halten sich oft nicht an ihre Medikation. Bei vielen Langzeitbehandlungen wurden Compliance-Raten zwischen lediglich 40 und 50 Prozent ermittelt. Die Auswirkungen werden in der Praxis häufig unterschätzt."[11] Es ist kein Geheimnis, dass Non-Compliance das Therapieergebnis bis hin zur Unwirksamkeit beeinflussen kann. Eine Untersuchung bei Patienten mit chronischer Herzinsuffizienz, die Candesartan beziehungsweise Placebo erhielten, konnte zeigen, dass mangelnde Therapietreue mit einem signifikant erhöhten Sterberisiko verbunden war.[12]

3. Hauptteil: Abrechnungsmodelle im Vergleich

Als Grundlage der Recherche zum Vergleich der länderspezifischen Abrechnungsmodelle wurden die jeweiligen Kostenträger, Leistungserbringer, bzw. deren Verbände direkt oder mittels Fragebogen angesprochen. Auf Grund der wenig vorhandenen Lehrliteratur wurden Gesetzestexte, Tarifverträge und medizinisch pharmazeutische Veröffentlichungen berücksichtigt. Diese

---

[10] Adherence to Long-Term Therapies: Evidence for Action. New York WHO 2003.
[11] Adherence to Long-Term Therapies: Evidence for Action. New York WHO 2003.
[12] Ebd.

verarbeiteten Informationen und Quellen stammen hauptsächlich aus dem Internet.

3.1 Deutschland

Aus Arzneimittel- und Apothekenrecht ist das industrialisierte Verblistern durch einen Dienstleister im Auftrag des Apothekers zulässig.[13] „Die Neuverblisterung von Medikamenten durch Apotheken ist gesetzlich geregelt. Apothekern ist laut einem Urteil des Niedersächsischen Oberverwaltungsgerichts aus 2006 erlaubt, die Verblisterung von Tabletten als Dienstleistung anzubieten. Es bedarf nach Ansicht des OVG für das Verblistern weder einer Herstellungserlaubnis nach § 13 AMG noch einer Zulassung des Arzneimittels nach § 21 AMG."[14]

Dies sind zumindest erst einmal die Grundlagen. In der Praxis überträgt die Apotheke die Verblisterungs-Aufgabe auf einen Dienstleister, der die Arzneimittel für jeden einzelnen Patienten nach der ärztlichen Verschreibung verblistert und an den Apotheker zur Weitergabe an den Patienten liefert. Welche Art der Verblisterung – egal ob Blisterkarte, Schlauchbeutel, Multidose, Unit dose - durchgeführt wird, muss immer individuell je nach Kundenwünschen und -bedürfnissen entschieden werden.[15]

In Deutschland gibt es mehrere Projekte, in denen Zusatzleistungen auch zusätzlich vergütet werden, eines davon initiiert von der AOK Bayern.[16] Zu den Teilnehmern gehören etwa 550 Heimbewohner in 17 Pflegeheimen und zehn Apotheken. Die AOK Bayern übernimmt die Kosten. So erhält der beteiligte Apotheker für die patientenindividuelle Arzneimittelverblisterung pro Woche und Patient eine Vergütung für die pharmazeutische Leistung und weiterhin eine Vergütung für die Verblisterung. Das Projekt dauert im Herbst 2010 an, so dass

---

[13] Kohl-Gruppe: Das System, https://www.7x4-pharma.com/unternehmen/das_system.php#top, Abgerufen am: 2010-10-10.
[14] Sananet: Verblistern, http://www.verblistern.com/apotheke.html, Abgerufen am: 2010-10-10.
[15] Sananet: Verblistern, http://www.verblistern.com/apotheke.html, Abgerufen am: 2010-10-10.
[16] Neubauer, G.: Neue Wege in der Patienten-Heimversorgung: IfG Institut für Gesundheitsökonomie. Düsseldorf 2010.

aussagekräftige Ergebnisse noch nicht vorliegen. Auch die AOK Rheinland/Hamburg plante Anfang 2010 in NRW ein Modellprojekt in Pflegeheimen und mit ambulanten Pflegediensten. Partner sollen vier Apotheken im Rheinland sein. „Mit den Apothekern rechnet die Kasse demnach tablettengenau ab, bezogen auf den Herstellerabgabepreis der größten im Markt befindlichen Packung. Für die pharmazeutische Leistung sollen die Apotheker zusätzlich 4 Euro pro Patient und Woche erhalten, für die sonstigen Leistungen im Rahmen der Verblisterung 3,50 Euro."[17]

Andere Länder sind weiter. Um Erkenntnisse für Deutschland zu erzielen, greifen Autoren auf Studien zurück, etwa aus Dänemark. Lauterbach bezieht sich unter anderem auf eine Studie, die untersuchte, welche Kosten für Krankenhausaufenthalte bei den Indikationen Hypertonus, chronische Herzinsuffizienz und koronare Herzkrankheit bei der Altersgruppe der über 60-jährigen in Deutschland durch eine Arzneimittelgabe über Blister in Altenheimen maximal vermieden werden könnte. „Dies bewegt sich bei einer Reduktion der Krankenhausaufenthalte um 2% bzw. 5% allein schon für diese vier Diagnosen bei 94 Mio. €, wenn 46% angesetzt werden bei 870 Mio. €."[18] Lauterbach überträgt die Daten auf Deutschland. Demnach wären bei einer Versorgung von 1% der Bevölkerung in Deutschland „etwa 560 Mio. € jährliche Einsparungen für vermiedene oder verkürzte Krankenhausaufenthalte und Ambulanzbesuche erwartbar. Bei einer Versorgung von 3% der Bevölkerung könnten maximal bis zu 3,4 Mrd. € jährlich eingespart werden. Die Versorgung mit Blistern für den entsprechenden Anteil an der deutschen Bevölkerung würde davon etwa minimal 144 bis maximal 432 Mio. € an Ausgaben für den Anbieter einer Verblisterung kosten; ggf. entstehen weitere Kosten für die Bezahlung der Beratungsleistung der Apotheken", führt der Autor aus.[19]

---

[17] Apotheke-Adhoc: Blister-Projekt, http://www.apotheke-adhoc.de/Nachrichten/Apothekenpraxis/9032.html, Abgerufen: 2010-10-11.
[18] Lauterbach, K.: Verblisterung von Arzneimitteln für Bewohner von Alten- und Pflegeheimen und in der häuslichen Pflege. Köln 2005, S. 5.
[19] Lauterbach, K.: Verblisterung von Arzneimitteln für Bewohner von Alten- und Pflegeheimen und in der häuslichen Pflege. Köln 2005, S. 5.

Lauterbach berichtet weiterhin von einer selbst angestrengten Studie. Er geht dabei grundlegend davon aus, dass den über 60-jährigen in Deutschland 56% des gesamten GKV-Fertigarzneimittelumsatzes verschrieben werden. Entsprechend ergäbe sich eine Gesamtsumme von 13,5 Mrd. €. „Geht man davon aus, dass davon etwa die Hälfte verblisterbare Medikamente sind, könnten also allein durch Verblisterung davon 6,0% auf Grund von Vermeidung von Restmengen und den Preisvorteilen durch eine tablettengenaue Abrechnung bei Einkauf von nichtindividuell zugeordneten preislich günstigeren Verpackungseinheiten eingespart werden. Dies entspricht im Maximalszenario einer absoluten Summe von etwa 417 Mio. € im Jahr 2003.“[20] Natürlich gibt es noch weitere Kosten. Dazu greift Lauterbach wiederum auf die dänischen Daten zurück. Weiterhin bezieht er die Ergebnisse einer amerikanischen Studie auf die BRD und legt 50% Umsatz durch verblisterbare Medikamente zugrunde. In der entsprechenden Gruppe könnte die Verblisterung rund 140 Mio. € pro Jahr durch vermiedenen Verwurf und Preisvorteilen auf Basis von Packungsgrößen erbringen.

„Dem stünden Ausgaben für die Verblisterung von ca. 296 Mio. € gegenüber. Einsparungen auf Basis von vermiedenen Krankenhausaufenthalten etc. wären noch nicht in Anschlag gebracht", heißt es weiter.[21]

Es ist aber so, dass sehr viele Apotheker die Arzneien noch per Hand sortieren. „Die Versorgung eines Patienten mit handverlesenen Medikamenten kostet bis zu neun Euro pro Woche. Apotheker, die ihre Arzneien von Blisteranbietern maschinell sortieren lassen, könnten bis zu zwei Drittel günstiger fahren...Häufig bleiben die Apotheker auf den Kosten für die Verblisterung sitzen. Allerdings geht man in dem Bericht davon aus, dass die Kassen über kurz oder lang die Kosten für die Dienstleistung übernehmen. Im Ausland sei das bereits üblich, „so in Holland, wo bereits die Hälfte der Patienten in Heimen maschinell sortierte Arzneimittel erhalten. Die Kassen können mit der

---

[20] Ebd., S. 64.
[21] Ebd.

Verblisterung Kosten einsparen. Da die Patienten abgezählte Tabletten erhalten, ist eine genauere Abrechnung möglich."[22] Die große Nachfrage werde erst kommen, wenn die Honorierung geklärt ist. Als Beispiel wird ein Unternehmer genannt, der im Saarland eine aktive Gesellschaft gegründet hat. Seine Kunden sind Apotheker, die Heime oder ambulante Pflegedienste betreuen. „Derzeit kann er für 2500 Patienten Wochenblister herstellen. Er hält es für möglich, die Heime zur Kostenübernahme zu überreden, sollte eine Kassenerstattung nicht zustande kommen. Sie sparen durch die Verblisterung viel Zeit und erhöhen die Qualität ihrer Medikamentenversorgung."[23] Denn den Pflegekräften können Fehler unterlaufen, wenn sie Arzneimittel per Hand sortieren. Bei den Blister-Herstellern sollen die Maschinen und strenge gesetzliche Auflagen dafür sorgen, dass es nicht zur Falschmedikation kommt. Apotheker, die nicht nur für die eigenen Kunden, sondern auch für Kollegen verblistern, gelten als Arzneimittelproduzenten. Um eine Herstellererlaubnis zu bekommen, müssen sie ihre Sortiermaschine in einem Reinraum aufstellen und den Inhalt eines jeden Blisters kontrollieren, bevor sie ihn ausliefern. Um alle Anforderungen zu erfüllen, müssen die Apotheker Millionenbeträge investieren. Manche suchen sich daher finanzstarke Partner", so die Ausführungen weiter.[24]

Ein bestimmtes Modell hat sich in der Diskussion noch nicht herauskristallisiert. Der 2009 entstandene Bundesverband Patientenindividueller Arzneimittelverblisterer (BPAV) möchte die verblisterten Arzneimittel am liebsten tablettengenau abrechnen. Weiterhin sollten aus Sicht des BPAV die Kosten für den Blister sowie für die pharmazeutische Dienstleistung bezahlt werden. Vorstellbar wäre hier die tablettengenaue Abrechnung auf Basis der grössten im Markt befindlichen Packung, zuzüglich einem Fixhonorar von 10 Cent pro Tablette und einen Aufschlag von 3 Prozent auf den Apothekeneinkaufspreis zuzüglich der gesetzlich vorgeschriebenen

---

[22] Ebd.
[23] Krieger, F.: Von Apothekern für Apotheken, In: Ärzte-Zeitung, http://www.aerztezeitung.de/medizin/med_specials/apothekerplus/?sid=495727. Abgerufen am: 2010-10-11.
[24] Ebd.

Mehrwertsteuer. Die entspräche 57 Cent zuzüglich Mehrwertsteuer pro verblisterter Tagesmedikation, bzw. 3,99 Euro für die Wochenmedikation.[25]

Im Modellprojekt der AOK Bayern wird eine pauschale Vergütung favorisiert, in diesem Falle drei Euro für den Blister. Der BPAV lehnt diese Pauschalvergütung ab, da es einen großen Unterschied ausmache, ob etwa vier oder 16 Arzneimittel verordnet sind.[26]

3.2 Schweden

Der gute Überblick über die Abrechnungsmodalitäten der PAV in Schweden ist ebenfalls Lauterbach zu verdanken.[27] Ihm wurden unpublizierte Daten der nationalen Apothekenorganisation und Forschungsergebnisse zur Verfügung gestellt. Weiterhin unternahm er eine intensive Literaturrecherche. In Schweden beträgt die aktuelle Vergütung an Apoteket 6 SEK/Person/Tag, ungefähr 2.200 SEK, umgerechnet etwa 233 Euro pro Jahr. „Es werden 3,1 Mio. SEK für 1.000 Patienten gespart, da die Medikamente billiger abgegeben werden können."[28] Entsprechend lässt sich das Einsparungspotenzial Apotekets wie folgt berechnen: Wenn Bulkware, also nicht für den Endverbraucher bestimmte Waren in großer Liefermenge, benutzt wird, können „500 SEK/Person/Jahr (ca. 55 €) eingespart werden. Über geringeren Verwurf können weitere 800 SEK/Person/Jahr eingespart werden. Dem stehen Ausgaben in Höhe von 2,2 Mio. SEK für Verblisterung gegenüber. Dies bedeutet eine Einsparung für Apoteket ohne Effekte auf Krankenhauseinweisung etc. von 0,9 Mio. SEK pro 1.000 Patienten mit Verblisterung."[29]

---

[25] http://www.apotheke-adhoc.de/Nachrichten/Politik/11459.html abgerufen am 2010-10-28
[26] Ebd., S. 66.
[27] Lauterbach, K.: Verblisterung von Arzneimitteln für Bewohner von Alten- und Pflegeheimen und in der häuslichen Pflege. Köln 2005.
[28] Ebd.
[29] Ebd.

1999 wurden im Zuge einer Studie[30] zwei Stockholmer Pflegeheime, die mit verblisterten Medikamenten im System ApoDos von Apoteket beliefert wurden, mit zwei anderen verglichen, die allerdings auch beide ein unterschiedliches Medikamentendispensierungssystem aufwiesen. „Ein Heim benutzte die klassischen Einzelrezepte und hatte einen Medikamentenvorrat auf den Stationen. Das zweite Heim hatte einen Vorrat auf den Stationen, jedoch wurden die Packungen nicht den Bewohnern zugeordnet, sondern wie in deutschen Krankenhäusern wurde eine Packung für alle Bewohner benutzt, die dieses Medikament benötigen. Die Heime wurden auf die Aspekte Kosten, Arbeitszeit der Pflegekräfte (nur ausgebildete bis auf ein Heim) und Sicherheit untersucht."[31] Das Heim mit den Packungen für alle Bewohner verschwendete genauso viel wie eines der Heime mit dem Blistersystem. Als die Medikation verändert wurde, ergaben sich für Heime mit dem ApoDos-System dieselben Kosten wie bei dem Heim, das einen Vorrat für alle Bewohner hatte.[32] Diese Studie, so Lauterbach, ist aber nicht repräsentativ für Schweden und liefert auch kein Ergebnis, dass das eine System besser ist als das andere.

Lauterbach fand aber zwei weitere Studien, die nachwiesen, dass sich durch Verblisterung weniger Medikamentenverwurf ergibt und sich 4% des Verkaufswertes bzw. 5% der verkauften Menge an DDD (defined daily doses) einsparen lassen. Das entspricht in Schweden rund einer Milliarde schwedischer Kronen (etwa 109 Millionen Euro). Als Defizit wurde ausgemacht, dass lediglich Alter und Geschlecht der Patienten in den Apoteket-Computern gespeichert sind, nicht aber Besonderheiten wie Gewicht oder Nierenfunktion, die eine Dosisanpassung nötig machen, von der der Apotheker jedoch nichts weiß.

---

[30] Apoteket: En Studie av Läkemedelshantering på fyra sjukhem i Södra Stockholm 2003 (Interne Studie).
[31] Lauterbach, K.: Verblisterung von Arzneimitteln für Bewohner von Alten- und Pflegeheimen und in der häuslichen Pflege. Köln 2005, S. 81.
[32] Ebd.

Dass durch Verblisterung eingespart wird, gilt als abgesichert, nur über die Höhe wird gestritten. Derzeit wird in Schweden eine händische Kontrolle der Blister durchgeführt. Die Fehlwurfrate mit falschen Tabletten soll 2 von 1.000.000 Unit-dose-Beuteln betragen. So würde die Rate der Fehlwürfe unter 0,01% entsprechen. Entsprechend kann man auch in Schweden von einer nahezu 100%-igen Sicherheit des Systems ausgehen, sagt Lauterbach, der in Apoteket ein System sieht, „das die Medikamentengabe für die gesamte schwedische Bevölkerung gewährleistet und auf dieser Basis den Service der Verblisterung garantiert. Damit können Einsparungen in entsprechend großem Stil erzielt werden. Quantifizierungen bezüglich vermiedener Krankenhauseinweisungen und vermiedener Arztbesuche liegen nicht vor. Allerdings werden neben den direkten Einsparungen für Medikamente auch die Einsparungen im Bereich der Pflege quantifiziert."[33] Dabei werden einzelne Packungen abgerechnet.

Lauterbach resümiert für Schweden, dass wegen „der nunmehr zwar privatisierten, aber im Grunde als staatliche Organisationsform weiter bestehenden Apoteket ein System vorliegt, das die Medikamentengabe für die gesamte schwedische Bevölkerung gewährleistet und auf dieser Basis den Service der Verblisterung garantiert. Damit können Einsparungen in entsprechend großem Stil erzielt werden. Quantifizierungen bezüglich vermiedener Krankenhauseinweisungen und vermiedener Arztbesuche liegen nicht vor", sagt er.[34] Dennoch werden neben den direkten Einsparungen für Medikamente auch die Einsparungen im Bereich der Pflege quantifiziert. Entschieden oder abgesichert ist aber auch in Schweden noch nichts. Ob sich Apoteket über lange Sicht etablieren wird, ist unsicher, sagen Larsson und Akerlund:[35] „With the current break-up of the Apoteket AB monopoly, the future of ApoDos is unclear. There are two possible paths: ApoDos remains under the

---

[33] Ebd.
[34] Lauterbach, K.: Verblisterung von Arzneimitteln für Bewohner von Alten- und Pflegeheimen und in der häuslichen Pflege. Köln 2005, S. 84.
[35] Larsson, A., Akerlund, M.: ApoDos – the Swedish Model of Multi-dose, in: EJHHPractice Volume 13 2007/5, S. 51.

ownership of Apoteket AB and eventually competes with other pharmacy chains that might establish their own dispensing units; or ApoDos becomes an independent business that will deliver to all pharmacies in Sweden regardless of ownership."[36]

3.3 Schweiz

Basis für die im Fokus stehende Abrechnung in der Schweiz ist der Tarifvertrag Leistungsorientierte Abgeltung (LOA) der Apothekerdienstleistungen. Der Vertrag bezweckt eine einheitliche Abwicklung der Vergütung der Apothekerleistungen durch die Versicherer. So bezweckt der Vertrag eine „einheitliche Abwicklung der Vergütung der Apothekerleistungen durch die Versicherer im Bereich des KVG gemäß Art. 25 Abs. 2 lit. b und h KVG, Art. 42 KVG, Art. 43 Abs. 5 KVG, Art. 46 KVG sowie die Regelung von Qualität und Wirtschaftlichkeit der Leistungserbringung gemäß Art. 56 Abs. 5 KVG und Art. 58 KVG."[37] Weiterhin setzen sich die Vertragsparteien für die „Förderung der Eigenverantwortung im Umgang mit Arzneimitteln, für die Optimierung der Kosten-/Nutzenverhältnisse bei der Verschreibung und Abgabe von Arzneimitteln sowie für die nachhaltige Verbesserung der Compliance im Medikamentenbereich ein." Die Vertragsparteien – also Apotheker und Kassen - vertreten die Zielsetzungen und die Umsetzung des vorliegenden Tarifvertrages in der Öffentlichkeit und sprechen ihre diesbezüglichen Aussagen im Interesse einer offenen und kohärenten Information möglichst im Voraus ab, heißt es weiter.[38]

Im LOA ist auch die Regelung der Compliance-Pauschale enthalten. Grundlage der Compliance Pauschale ist eine ärztliche Verordnung, sozusagen ein Rezept, das der Mediziner dem Patienten „verschreibt": Diese Verordnung ist

---

[36] Ebd.
[37] Tarifvertrag LOA, http://www.apobern.ch/LOA/08_Tarifvertrag-LOA-III_definitiv_d_06-10-31.pdf, Abgerufen am: 2010-10-08.
[38] Ebd.

Grundlage für die Abrechnung des Apothekers beim Kostenträger. Die Verordnung läuft so lange, wie der Arzt eine Unterstützung des Therapiererfolgs darin sieht, dass der Pharmazeut die entsprechende Leistung übernimmt. Die Compliance-Pauschale beträgt 20 so genannte Taxpunkte, wobei ein Taxpunkt mit Taxpunktwert CHF 1.08 (inkl. MWSt) multipliziert wird.[39] Die Pauschale kommt bei Patienten zur Anwendung, die während einer Woche drei und mehr verschiedene Medikamente einnehmen müssen und weder Spital- noch Pflegeheiminsassen sind. Mit dieser Pauschale soll die Bereitschaft zur Mitarbeit bei der Einnahme von Medikamenten erhöht werden. Eine bessere Compliance erhöht die Effizienz der Behandlung, reduziert den Medikamentenmüll und spart dadurch unter dem Strich Kosten. So werden im ambulanten Bereich üblicherweise Packungen gemäß der so genannten Spezialitätenliste verrechnet."[40]

Für die Pauschale muss der Apotheker den Behälter herrichten, wobei es sich um Dosette, Dosierbox oder Dispenser handelt, in dem jede Pille in ein separates und beschriftetes Fach kommt. Der Dispenser enthält in der Regel den Medikamentenbedarf einer ganzen Woche. Laut Apothekertarif berechnet der Pharmazeut für diese Leistung wöchentlich CHF 21,60 (etwa 13 Euro). „Die Pauschale gilt für Versicherte, die während Wochen drei und mehr verschiedene Medikamente einnehmen müssen. Der Einsatz einer Dosierbox muss vom Arzt verordnet werden (inklusive Dauer). Zur Compliance-Pauschale hinzu kommen Apotheker- und Patientenpauschale."[41]

---

[39] Santésuisse: Der neue Apothekervertrag,
http://www.santesuisse.ch/datasheets/files/200411031207162.pdf, Abgerufen am: 2010-09-30.
[40] Bundesamt für Gesundheit:
http://www.bag.admin.ch/themen/krankenversicherung/00263/00264/00265/index.html?lang=de
Abgerufen am: 2010-09-30.
[41] Beobachter Kompakt: Apothekertarife,
http://www.beobachter.ch/fileadmin/user_upload/media/kompakt/06-06-17-abrechnung.pdf,
Abgerufen am: 2010-10-08.

Statt über einen Packungsaufschlag werden diese Leistungen in der Schweiz über den Medikamentencheck und den Bezugscheck abgegolten.[42] Der Medikamentenscheck umfasst etliche Leistungen, etwa Rezept- und Zulässigkeitsüberprüfung, Kontrolle der Anwendungsdosierung und allfälliger Mengen-limitationen innerhalb des Rezeptes, Interaktionskontrolle innerhalb des Rezeptes sowie Überprüfung von Risikofaktoren und Kontraindikationen.[43] Unter Umständen nimmt der Pharmazeut auch Kontakt zum verordnenden Arzt auf. Weiterhin ist mit dem Medikamentencheck die Beratung abgegolten. Sie umfasst „Abklärung, ob Dosierung, Therapiedauer und optimale Einnahmezeiten bekannt sind und Vermittlung der verordneten Dosierung in schriftlicher Form, Anwendungsinstruktionen, Motivation zur Compliance mit Aufklärung, Hinweis auf Gebrauchs- und Aufbewahrungsvorschriften, Information des Patienten über mögliche oder zu erwartende potentielle Nebenwirkungen" sowie weitere Beratungstätigkeiten.[44]

Die Abrechnung des Medikamenten-Checks erfolgt pro Rezeptzeile: „Als Zeile gilt die je Spezialität und Packungsgröße ausgewiesene Abrechnungsposition innerhalb einer Rechnung pro Abgabedatum. Wenn nicht genügend Packungen vorrätig sind am Bezugstag und die restlichen Packungen deshalb später abgegeben werden, kann die Zeile nur einmal in Rechnung gestellt werden."[45] In den Bereich des Bezugs-Checks fallen Leistungen wie die Eröffnung eines neuen Dossiers (neuer Kunde), Medikationshistory, Führung des Patientendossiers und Medikamentenüberprüfung auf Kumulation nach dem Kenntnisstand der Patientensituation und unter Berücksichtigung der Selbstmedikation." Weiterhin sind Interaktionskontrolle innerhalb des Dossiers, Überprüfung der Mengen-limitationen innerhalb des Dossiers und Missbrauchskontrolle inkludiert. Der Bezugs-Check wird vorrangig für die Führung eines Patientendossiers und dessen Interpretation verrechnet. „Er darf

---

[42] Siehe Anhang 2.
[43] Tarifvertrag LOA, http://www.apobern.ch/LOA/08_Tarifvertrag-LOA-III_definitiv_d_06-10-31.pdf, Abgerufen am: 2010-10-08.
[44] Ebd.
[45] Ebd.

nur einmal pro Patient pro Tag und pro Leistungserbringer verrechnet werden. Wenn nicht genügend Packungen vorrätig sind am Bezugstag und die restlichen Packungen deshalb später abgegeben werden, kann die Tarifposition nur einmal in Rechnung gestellt werden", so die Verordnung weiter.[46]

Der Apotheker erhält pro Packung CHF 4.32 – rund 3 Euro - und pro Bezugscheck, also pro eingelöstem Rezept 3.24 CHF (etwa 2,50 Euro). Beim Bezug der Medikamente in der Apotheke tragen die Krankenkassen diese Kosten. Dies ist tariflich so vereinbart. Keine konkreten Regelungen gibt es hingegen für das Stellen oder Verblistern von Unit – Dose Medikationen, die für Einrichtungen bestimmt sind. Die Kassen gewähren dem Pharmazeuten weder eine separate Vergütung beim Verblistern fürs Krankenhaus noch für das Verblistern im Auftrag von Heimen. Angebrochene Packungen werden weggeworfen.

3.4 Niederlande

Auch in den Niederlanden sind Medikamentenfehler an der Tagesordnung. Die Gesellschaft für Qualitätssicherung schätzt die Zahl auf 300 Patienten, die pro Jahr als Folge falscher Medikation versterben. Verblisterung ist daher dort schon länger ein Thema. In den Niederlanden gibt es Standardtarife mit zusätzlichen Pauschalen für das Stellen von Arzneimitteln. Neubauer berichtet von einer Pauschale zuzüglich vier möglicher Zuschläge.[47] Die Höhe der Pauschale sei verhandelbar.

Im Moment wird die wwekly dosage, also die Pauschale für die bereitgestellte Wochenmedikation, mit 2,90 Euro vergütet. Zusätzlich können maximal vier weitere Leistungen abgerechnet werden, so eine Gebühr für die Erstverordnung, je eine Gebühr für eine Zubereitung und eine Spezialzubereitung und eine Gebühr für die Lieferung außerhalb der normalen

---

[46] Ebd.
[47] Neubauer, G.: Neue Wege in der Patienten-Heimversorgung: IfG Institut für Gesundheitsökonomik. Düsseldorf 2010.

Geschäftszeiten. Voraussetzung für die Verschreibung ist, dass der Patient nicht in einer Einrichtung betreut wird. Die Kostenerstattung ist keine Pflichtleistung der niederländischen Kassen.

An einen niederländischen Experten wurden Fragen gestellt, welche Patienten für die PAV in Frage kommen, wer das System nutzt, wer die Kosten für unit-dose und multi-dose-Bereitstellung trägt, wie hoch diese Kosten sind und ob es in den Niederlanden eine entsprechende Statistik gibt. Der Experte Kroon antwortet:[48] "There is a fixed fee per 'dispensation'. The maximum amount depends on the particulars of the occasion. For example, there is an added fee when it is the first time the drug is issued to that particular patient, or when the drug is dispensed on a Sunday, or during evening or night-time hours. Added fees are also applicable when the drug is manufactured in the pharmacy itself (ointments and creams, special dose injections, etc.) or when it is dispensed in patient-orientated wrapping. All these fees have a maximum."[49] Eine Kombination der unterschiedlichen Entgelte ist möglich.

Der Apotheker gibt die vom Großhändler bezogenen Arzneimittel zu demselben Preis weiter, ohne Aufschlag: „Besides the pharmacist's remuneration fee, the costs of the medicines are invoiced at the same amount the medicines are purchased from the wholesalers So without surcharge. The medicines are dispensed in exactly the same amount as they are prescribed." Die Arzneimittel werden in exakt derselben Menge ausgegeben, wie es vom Arzt verschrieben ist. Die Menge der einzelnen Tabletten kann von der auf der Packung angegebenen Pillenzahl abweichen, wenn etwa nur 15 Stück verschrieben wurden, aber nur eine 30er-Packung vorrätig ist. Die Packung kosten dann den halben Preis plus Apothekeraufschlag und Umsatzsteuer. „Formally, there is no limitation as far as the period is concerned for which the drugs are issued. Generally, the period does not exceed 3 months. Some drugs are given for a

---

[48] Kroon, D. J.: Answers to questions, Anhang.
[49] Kroon, D. J.: Answers to questions, Anhang.

shorter period of time." Es gibt keine Begrenzung der Zeit, in der die verblisterten Medikamente ausgegeben werden, allerdings nicht länger als drei Monate.

Patienten, die Medikamente nicht mehr benötigen, können diese an die Apotheke zurückgeben. Die Arzneimittel werden vernichtet, berichtet der niederländische Experte: „Patients who do not need the drugs anymore can return the drugs to the pharmacy, but do not receive refund. All returned drugs are destroyed. The insurance company pays the costs for patient-orientated medicine when the patient lives at home or in a home for the elderly. A nursing home, however, covers all the costs for care and cure for the inhabitants, including those for patient-orientated medicine." Leben die Patienten zu Hause, zahlen die Krankenkassen für die PAV-Leistungen. Bei Bewohnern von Einrichtungen sind die Kosten für patientenorientiere Versorgung im Gesamtpreis inkludiert, da man dort die PAV-Kosten schwerlich einzeln faktorieren könnte: „The above mentioned rules of pricing of drugs are not applicable in the case of the nursing home." Die Regeln in den Niederlanden beziehen sich nur auf verschreibungspflichtige Medikamente. Bei frei verkäuflichen Arzneimitteln ist der Aufschlag prozentual: „The above mentioned rules are applicable for drugs that legally require a prescription. OTC-drugs, even if they are prescribed by a doctor, normally have a percentage-based surcharge. But the price of OTC-drugs is 'free'."

Verblistert wird in den Niederlanden in Apotheken und auf industriellem Weg. Krankenhausapotheken in den Niederlanden ist es generell erlaubt, Medikamente umzupacken. Dies wird in nahezu allen Krankenhausapotheken genutzt, wobei sich die Apotheken selbst entscheiden können, mit welchem Verfahren sie verblistern. So kann die eigentliche Umsetzung dann auch an eine Firma weiter gereicht werden, die dafür lizenziert ist, mit der Umverpackung umzugehen. Neubauer weist jedoch darauf hin, dass die Vereinigung der niederländischen Krankenhaus - Apotheker (NZVA) diesem

Verfahren äußerst zurückhaltend gegenüber steht, da zurzeit Umverpackungen lediglich für die eigene Einrichtung, also für das eigene Hospital, genehmigt seien.[50] In den Niederlanden werden vorrangig in Krankenhausapotheken und im Bereich der Langzeitpflegeeinrichtungen Multi-dose-Systeme verwendet. „Allerdings sind derzeit viele Apotheken in der Bevorratung von Medikamenten noch an die Verschreibungsgewohnheiten der umliegenden Ärzte gebunden, so dass eine Vereinheitlichung der Medikamente, mit denen Maschinen bestückt werden könnten, sich zur Zeit eher schwierig gestaltet. Für Patienten, die in öffentlichen Apotheken versorgt werden, ist ein System mit Beuteln im Einsatz. Die Verbreitung ist jedoch eher als gering einzustufen", sagt Neubauer.[51]

Lauterbach ordnet die Erfahrungen der Niederlande höher ein als die bisher in Deutschland erzielten. Auch seien in den Niederlande die Rahmenbedingungen, die Grundlagen für das Abrechnungssystem, gegeben: „Das Ministerium plant für die nächsten Jahre eine grundsätzliche Neuausrichtung der Arzneimittelversorgung, der Vereinheitlichung dieser Versorgung und der Stellung der Apotheker. In diesem Zusammenhang ist ein Ausbau der Nutzung von Verblisterungen wahrscheinlich. Genauere Ausgestaltungen lassen sich jedoch noch nicht abschätzen."[52]

4. Kosten der Patientenorientierten Arzneimittelversorgung

Die Patientenorientierte Arzneimittelversorgung (PAV) ist in Deutschland noch kein etabliertes Verfahren. Entsprechend ist auch die Kostenübernahme – wie bereits aufgezeigt - noch nicht eindeutig geregelt. „Die organisatorische Umsetzung ist für Deutschland bisher nicht abschließend geklärt. Neben Insellösungen über Apotheken werden auch großräumige Vorhaben diskutiert

---

[50] Ebd.
[51] Ebd.
[52] Lauterbach, K.: Internationale Erfahrungen mit der Verblisterung von Arzneimitteln. Köln 2004, S. 48.

und teilweise erprobt. Neben rechtlichen Überlegungen ist insbesondere auch die technische Umsetzung zu beachten."[53]

Wille und Wolff rechnen in einem Gutachten vor, dass sich in Deutschland die Kosten pro Person bei einem Blisterpreis von 3 € auf rund 156 € jährlich belaufen. „Für eine Absatzmenge von 75.000 Blistern täglich könnten damit bei sechs Wochentagen 450.000 Personen mit Wochenblistern versorgt werden. Somit entstehen im Bereich der Arzneimittelversorgung im Aggregat zusätzliche Gesamtkosten von 70,2 Mio. € pro Jahr."[54] Für die Autoren kommen als mögliche Kostenträger nicht nur die Krankenkassen in Betracht, sondern auch Patienten, Pflegeheime, Apotheken oder Verblisterungsunternehmen. Uneinheitlich scheint auch zu sein, wie mit dem Verwurf umgegangen wird, wenn sich etwa die Verschreibung ändert und die Restpackung des Medikamentes nicht mehr benötigt wird: „Ob es in einem solchen Fall bei einer Blisterpackung ausreicht, ein Arzneimittel abzutrennen oder ob der Restblister als Ganzes verworfen wird, blieb bisher unklar. Im letzteren Fall entspricht der Verwurf im Durchschnitt der halben wöchentlichen Arzneimittelmenge gegenüber dem durchschnittlichen Verwurf einer Verpackung im Rahmen der Regelversorgung."[55]

4.1 Unterschiede bei den Kostenträgern

Wie gezeigt, unterscheiden sich die Kostenträger für die PAV in den vier miteinander verglichenen Ländern. Aufgrund der unsicheren Abrechnungs-Basis ist ein definitiver Vergleich schwierig. In Deutschland ist, wie gezeigt, die Lage unsicher. Um Aussagen zu treffen, muss man sich auf einen der Modellversuche beziehen, etwa auf den der AOK Bayern. Mit den Apothekern

---

[53] Lauterbach, K., Lüngen, M., Gerber, A.: Auswirkungen des Einsatzes von individualisierten Blistern auf Kosten und Qualität der Arzneimitteltherapie. Köln 2006. Ausgabe 05/2006 vom 05.07.2006.
[54] Wille, E., Wolff, M.: Neuverblisterung von Arzneimitteln. Gutachten im Auftrag des Verbandes Forschender Arzneimittelhersteller e.V. (VFA). Berlin 2006, S 40.
[55] Ebd., S. 44.

rechnet die Kasse in diesem Fall tablettengenau ab, bezogen auf den Herstellerabgabepreis der größten im Markt befindlichen Packung. Für die pharmazeutische, und sonstige Leistungen sollen die Apotheker zusätzlich 6,10 Euro pro Patient und Woche erhalten.[56]

In der Schweiz ist die PAV in der Compliance-Pauschale enthalten. Der Apotheker erhält für diese Leistung wöchentlich CHF 21,60 (etwa 13 Euro). Die Pauschale gilt für Versicherte, die während Wochen drei und mehr verschiedene Medikamente einnehmen müssen. Der Einsatz einer Dosierbox muss vom Arzt verordnet werden (inklusive Dauer). Zur Compliance-Pauschale hinzu kommen Apotheker- und Patientenpauschale.[57]

Dort hat man bereits erkannt, dass der Apotheker beste Möglichkeiten hat, die Therapietreue von Patienten positiv zu beeinflussen. So setzen sich im „Tarifvertrag 2004 die Vertragsparteien, der Schweizerische Apothekenverband SAV und die Schweizer Krankenversicherer santésuisse, unter anderem das Ziel, die Compliance nachhaltig zu verbessern. Verordnet der Arzt eine Compliance-Hilfe durch den Apotheker, kann dieser eine so genannte Compliance-Pauschale in Höhe von 21,60 SFr (circa 13 Euro) beim Ausführen von Wochentherapiesystemen einmal pro Woche abrechnen", tragen Simons, Roth und Jaehde noch einmal zusammen. [58] Sie berichten von einem geplanten Modell in der Schweiz, bei dem die Apotheker die Compliance von Patienten mittels einer bestimmten Technologie erfassen sollen. „Der Apotheker wird für das Befüllen und Auslesen der Behälter und die Gespräche mit den Patienten über die Compliance-Pauschale vergütet. Dieses Projekt vertieft auch die Zusammenarbeit von Apotheker und Arzt, denn der Apotheker informiert den

---

[56] http://www.apotheke-adhoc.de/Nachrichten/Apothekenpraxis/9064.html abgerufen am 2010-10-28
[57] Beobachter Kompakt: Apothekertarife, http://www.beobachter.ch/fileadmin/user_upload/media/kompakt/06-06-17-abrechnung.pdf, Abgerufen am: 2010-10-08.
[58] Simons, S., Roth, S., Jaehde, U.: Therapietreue dauerhaft verbessern. In: Pharm. Ztg. · 152. Jahrgang· 22. November 2007, S. 16.

behandelnden Arzt schriftlich über die Compliance des gemeinsamen Patienten. Der Arzt kann dann auf Grundlage dieses Berichts entscheiden, ob er die Behandlung des Patienten ändert oder nicht."[59]

Schweden setzt Verblisterung im Multi-dose-System1 für die häuslichen Patienten ein und beginnt jetzt erst andere Bereiche – etwa Insassen von Gefängnissen - abzudecken.[60] Für Schweden resümieren Larsson und Akerlund, was das ApoDos-System betrifft: "It contributes to increased drugncompliance (especially among those living at home), less drug-related problems and reduced drug costs. The use of largersized original drug packages than those sold at local pharmacies, in addition to a lower amount of unused drugs being thrown away, contributes to the reduction of drug costs. The ApoDos compiled drug list offers both pharmacists and doctors a unique opportunity to improve patients' use of drugs." [61]

Einen anderen Weg gehen die Niederlande. Dort wird ein Grundtarif für die PAV zu anderen Tarifen erweitert: „ The maximum amount depends on the particulars of the occasion. For example, there is an added fee when it is the first time the drug is issued to that particular patient, or when the drug is dispensed on a Sunday, or during evening or night-time hours."[62] Die Pauschale für den Apotheker ist abhängig von der Verschreibung durch den Arzt und nicht vom Preis des Arzneimittels: „WMG medicines are prescription medicines that are only available in pharmacies and have a fixed fee per prescription. The pharmacist has nothing to gain from (unnecessarily) dispensing expensive medicines. Per prescription, the pharmacist receives a fixed fee, regardless of the price and the quantity of the medicine concerned. Depending on the

---

[59] Simons, S., Roth, S., Jaehde, U.: Therapietreue dauerhaft verbessern. In: Pharm. Ztg. · 152. Jahrgang· 22. November 2007, S. 16.
[60] Lauterbach, K.: Internationale Erfahrungen mit der Verblisterung von Arzneimitteln. Köln 2004.
[61] Larsson, A., Akerlund, M.: ApoDos – the Swedish Model of Multi-dose, in: EJHHPractice Volume 13 2007/5.
[62] Kroon, D. J.: Answers to questions, Anhang.

situation and the kind of medicine, there is however a limit to the quantity supplied: for 15, 30 or 90 days. Since October 2003, contraceptives have a maximum delivery period of 1 year."[63] Anfang 2007 betrug die Servicepauschale für jedes verschriebene Medikament 6 Euro: "With this, it remains the same for the fifth year in a row. On the basis of the Health Care Market Regulation Act (WMG), the Dutch Health Care Authority annually determines the policy regulations for the fixed fee per prescription. For this adjustment, the Dutch Health Care Authority (NZa) takes into account the number of prescriptions per pharmacy (via adjustment of the calculation norm) along with inflation and the labour costs developments. In 2008, the NZa lowered the fixed fee per prescription to € 6.00."[64] Neben diesem Standarttarif gibt es eine sogenannte weekly dosage, also eine Pauschalvergütung für die Bereitstellung einer Wochenmedikation. Für diese Dienstleistung erhält die Apotheke oder der industrielle Verblisterer einen Betrag von 2,90 Euro. Zusätzlich können maximal vier weitere Zuschläge abgerechnet werden, so 1,05 Euro eine neue, erstmalige Verordnung, 10,60 Euro für ein regelmässiges Präparat, 79,40 Euro für Spezialpräparate und eine Servicepauschale von 10,60 Euro für die Dienstleistung ausserhalb der normalen Geschäftszeiten.

5. Schlussfolgerungen/Zusammenfassung

Nach der spezifischen Betrachtung der untersuchten Abrechnungsmodelle bleibt festzuhalten, dass sowohl die Schweiz, als auch Schweden und die Niederlande in der Patientenorientierten Arzneimittelversorgung zwar unterschiedliche Umsetzungsmodelle präferieren, aber die enorme Bedeutung der Compliance und der damit einhergehenden Synergieeffekte erkannt haben, und intensiv an deren Optimierung arbeiten. Beim Vergleich der zusätzlichen Ausgaben der PAV würden in Deutschland je nach Modellprojekt Kosten zwischen 6,10 € beim Modellprojekt der AOK Bayern und 7,50 € beim

---

[63] Foundation for Pharmaceutical Statistics: Facts and Figures 2008, S. 37.
[64] Foundation for Pharmaceutical Statistics: Facts and Figures 2008, S. 37.

Modellprojekt der AOK Rheinland / Hamburg für den Wochenblister pro Patient entstehen.

Auf Vorschlag des Bundesverbandes Patientenindividueller Arzneimittel-verblisterer (BBPAV) wird zur Zeit eine Vergütung von 3,99 € pro Woche und Patient diskutiert.[65]

Somit würde Deutschland bei den Ausgaben zur PAV weniger als Schweden, mit ca. 4,80 pro Woche und Patient, und auch der Schweiz, mit ca. 13 € pro Woche und Patient, veranschlagen müssen. Die Niederlande liegen mit der Vergütung der sogenannten weekly dosage von 2,90 Euro zwar erheblich unter den Pauschalen der Vergleichsländer, aber durch die gesetzlich, geregelte Möglichkeit der Abrechnung von bis zu vier weiteren Zusatzleistungen wäre ein direkter Vergleich nicht zielführend.

Diesen damit entstehenden Zusatzausgaben für die Kostenträger stehen nach Lauterbach Einsparungen im Bereich der Medikamente von etwa 4% des Verschreibungsvolumens realistisch gegenüber.Größere Einsparungen von bis zu über 1.000 € pro Patient und Jahr sind möglich, wenn durch Verblisterung von Medikamenten die Versorgung so verbessert werden kann, dass Krankenhaustage und ambulante Arztkontakte vermieden werden können. Diese Trends können in der entsprechenden Höhe auch auf Deutschland hochgerechnet werden."[66] Über den Vorteil der Einsparungen hinaus fördert die Versorgung mit verblisterten Arzneimitteln auch die Compliance bzw. die Therapietreue. Entsprechende Untersuchungen wurden in dieser Arbeit bereits erwähnt. Vor dem Hintergrund einer hohen Non-Compliance, die je nach Krankheitsbild zwischen 12 und 35 Prozent (durchschnittlich 25 Prozent) geschätzt wird, ist dieser Aspekt nicht zu unterschätzen: „Vor allem Patienten mit Atemwegserkrankungen, Diabetes mellitus und Schlafstörungen halten sich oft nicht an ihre Medikation. Bei vielen Langzeitbehandlungen wurden Compliance-Raten zwischen lediglich 40 und 50 Prozent ermittelt. Die Auswirkungen werden in der Praxis häufig unterschätzt. Non-Compliance kann

---

[65] http://www.apotheke-adhoc.de/Nachrichten/Politik/11459.html abgerufen am 27.10.2010
[66] Lauterbach, K.: Verblisterung von Arzneimitteln für Bewohner von Alten- und Pflegeheimen und in der häuslichen Pflege. Köln 2005

das Therapieergebnis bis hin zur Unwirksamkeit beeinflussen."[67] Letztlich kann auch die Apotheke profitieren. Für sie ist „es entscheidend, die richtigen Konzepte für die Kundengewinnung zu nutzen. Verblistern kann ein Teil des Marketings der Apotheke sein."[68]

Trotz etlicher aufgezeigter Vorteile wird es wohl noch dauern, bis sich in Deutschland ein Abrechnungsmodell zur PAV, das verlässlicheren und verbindlicheren Charakter hat als die Modellprojekte, entwickelt hat. Eine Pauschale wie Compliance-Pauschale in der Schweiz oder die vom BPAV vorgeschlagene Vergütung könnten hier ein Gradmesser sein. Festzuhalten bleibt, dass eine automatisierte Verblisterung von Arzneimitteln auf der Basis individualisierter Verschreibungen in Deutschland bisher nicht durchgeführt wird. Lauterbach sieht jedoch „Ansätze im Bereich von Pflegeheimen, wo durch Pflegekräfte oder Apotheker die Wochenrationen für Heimbewohner aus den Apothekenpackungen in individualisierte Behälter umgefüllt werden. Es handelt sich jedoch um ein händisches Verfahren mit Fehleranfälligkeit und fehlenden Sicherheitsprüfungen (wie Verträglichkeiten)."[69] Noch gibt es in Deutschland zu viele rechtliche Hürden bei der Zulassung, bei der Herstellung und der Kennzeichnung der Medikamente „Gutachten gehen jedoch davon aus, dass letztendlich die automatisierte Verblisterung im Auftrag eines Apothekers in Deutschland möglich ist. Eine weitere Ursache besteht in der gegenüber anderen Ländern teilweise größeren Zergliederung des Gesundheitswesens", sagt Lauterbach.

Durch die Vielzahl der Rabattverträge nach § 130 a Abs. 8 SGB V, die zwischen pharmazeutischen Unternehmen und gesetzlichen Kranken- versicherungen abgeschlossen worden, sind die Anbieter der PAV zur Abgabe des verordneten Präparates verpflichtet. Sollte der Gesetzgeber den Apotheken

---

[67] Simons, S., Roth, S., Jaehde, U.: Therapietreue dauerhaft verbessern. In: Pharmazeutische Zeitung, http://www.pharmazeutische-zeitung.de/index.php?id=4148
abgerufen am: 2010-09-13
[68] Sananet: Was ist verblistern? http://verblistern.com/verblistern.html,
abgerufen am: 2010-09-13
[69] Lauterbach, K.: Internationale Erfahrungen mit der Verblisterung von Arzneimitteln. Köln 2004

ermöglichen bei der Belieferung von Pflegeheimen statt eines verordneten Generikums ein wirkstoffgleiches Präparat zu verblistern, also ein identisches Präparat eines anderen Herstellers, sind auch hier noch weitere Synergien zu erzielen, ohne die Therapiehoheit des Arztes entscheidend zu beeinflussen. Es würden weiterhin maschinelle, und personelle Kapazitäten freigesetzt, da die Auslastung der Blisterautomaten effektiver gestaltet werden könnte und der Personalaufwand zur Prüfung und Bedienung der Rabattverträge verringert würde. Apotheken und Blisterunternehmen wären auf Grund ihrer Qualifikation, ihrer bundesweiten Abdeckung und ihrer hohen Sicherheitsstandards, sowie durch ihre Barcode gestützte IT in der Lage den Medikamentenverwurf zu minimieren und eventuelle Kontraindikationen auszuschliessen .

Um Rechtssicherheit zu schaffen muss in Deutschland auch die Frage der Produkthaftung geklärt werden. Beim Unit-Dose-System werden Arzneimittel verschiedenster Hersteller vermischt, daraus ergibt sich folgende Fragestellung: Wem obliegt die Produkthaftung für das Produkt Blister, dem industriellen Verblisterer, der Apotheke, oder dem Hersteller des Fertigarzneimittels?

Literatur/Quellen

Adherence to Long-Term Therapies: Evidence for Action. New York WHO 2003.

Apoblist: http://www.apoblist.de/vorteile-des-verblisterns.html, Abgerufen am: 2010-09-13.

Apotheke-Adhoc: Blister-Projekt, http://www.apotheke-adhoc.de/Nachrichten/ Apothekenpraxis/9032.html, Abgerufen: 2010-10-11.

Apoteket: En Studie av Läkemedelshantering på fyra sjukhem i Södra Stockholm 2003 (Interne Studie).

Beobachter Kompakt: Apothekertarife, http://www.beobachter.ch/fileadmin/ user_upload/media/kompakt/06-06-17-abrechnung.pdf, Abgerufen am: 2010-10-08.

Bundesamt für Gesundheit: http://www.bag.admin.ch/themen/kranken versicherung/00263/00264/00265/index.html?lang=de, Abgerufen am: 2010-09-30.

v. Eiff, W.: Patientenorientierte Arzneimittelversorgung, http://www.md-institute.com/cms/ressorts/gesundheitsoekonomie/Patientenorientierte-Arzneimittelversorgung.pdf, Abgerufen am: 2010-09-30.

Fischer, Franz-Josef: Patientenbezogene Arzneimittel-Kommissionierungsautomaten, wirtschaftliche und rechtliche Aspekte, Apotheke und Krankenhaus, 1995, 48-53.

Kietzmann, D.: Apotheker wollen Honorar für Blister, in: Apotheke-Adhoc, Montag, 01. März 2010.

Kohl-Gruppe: Das System, https://www.7x4-pharma.com/unternehmen/ das_system.php#top, Abgerufen am: 2010-10-10.

Krieger, F.: Von Apothekern für Apotheken, In: Ärzte-Zeitung, http://www.aerztezeitung.de/medizin/med_specials/apothekerplus/?sid=4 95727.

Kroon, D. J.: Answers to questions, Anhang.

Lauterbach, K.: Verblisterung von Arzneimitteln für Bewohner von Alten- und Pflegeheimen und in der häuslichen Pflege. Köln 2005.

Lauterbach, K.: Internationale Erfahrungen mit der Verblisterung von Arzneimitteln. Köln 2004.

Lauterbach, K., Lüngen, M., Gerber, A.: Auswirkungen des Einsatzes von individualisierten Blistern auf Kosten und Qualität der Arzneimitteltherapie. Köln 2006. Ausgabe 05/2006 vom 05.07.2006.

Larsson, A., Akerlund, M.: ApoDos – the Swedish Model of Multi-dose, in: EJHHPractice Volume 13 • 2007/5.

Medinfo: http://medinfoweb.de/apps/webeditor//files/Fachtagung-Unit-Dose_im_ Krankenhaus1.pdf.

Negele, Hans-Jörg: Unit-Dose- ein neues Verteil- und Dokumentationssystem für Arzneimittel, Ergebnisse eines Modellversuchs im ev. Krankenhaus Witten, Das Krankenhaus, 1993, 523- 528.

Neubauer, G.: Neue Wege in der Patienten-Heimversorgung: IfG Institut für Gesundheitsökonomik. Düsseldorf 2010.

Nygårds, T., betreut durch Ringbom, C.: Farmaceutiska interventioner på dosapotek. Uppsala Universitet 2005 (Diplomarbeit).

Riksförsäkringsverket: Medicin på kredit och i påse. 2001.

Tarifvertrag LOA, http://www.apobern.ch/LOA/08_Tarifvertrag-LOA-III_definitiv_d_06-10-31.pdf, Abgerufen am: 2010-10-08.

Sananet: Was ist verblistern? http://verblistern.com/verblistern.html, Abgerufen am: 2010-09-13.

Santésuisse: Der neue Apothekervertrag, http://www.santesuisse.ch/datasheets/files/200411031207162.pdf, Abgerufen am: 2010-09-30.

Simons, S., Roth, S., Jaehde, U.: Therapietreue dauerhaft verbessern. In: Pharmazeutische Zeitung, http://www.pharmazeutische-zeitung.de/index.php?id=4148. Abgerufen am: 2010-09-13.

Steimle, T.: Patientenorientierte Arzneimittelversorgung, http://www.gaa-arzneiforschung.de/e1256/e1353/e1377/infoboxContent1385/2004-2-5Steinle_ger.pdf, Abgerufen am: 2010-09-30.

Wille, E., Wolff, M.: Neuverblisterung von Arzneimitteln. Gutachten im Auftrag des Verbandes Forschender Arzneimittelhersteller e.V. (VFA). Berlin 2006.

Anhang

Anhang 1: Questions to Jan Dirk Kroon

Dear Mr. Jan Dirk Kroon,

I have perused your email and thank once again for your trouble and help.
In the search to my work it is about unit dose and multi dose of systems.
I know that these systems are used in the Netherlands.
The following questions arise for me from it:

1. With which patients are these systems used? (Hospital, nursing homes, ambulant care, army, prison?)

2. Who uses these systems? (Chemist's shops, pharmacists, pharmaceutical industry, private enterprises etc.?)

3. Who bears the costs for the unit dose and multi dose to tin of supply?

4. How high are the costs for the unit dose and multi dose of supply?

5. Is there in the Netherlands statistics about the application from unit dose and multi dose of systems?

6. Are there costs and use calculations about the application of unit dose and multi dose of systems?

I thank quite once beforehand.
Should it be easier for you, I can visit you also with pleasure in Hague.
I was up just with my woman and my son two weeks on vacation Schiermonnikoog and it was very nice.

With friendly greetings

Jens Günther

Anhang 2: Fragen an Die Schweizer Krankenversicherer,
Stephan Colombo

Sehr geehrter Herr Günther
gerne beantworte ich Ihnen Ihre Fragen wie folgt.
1. Vergleiche der Abrechnung
- Werden einzelne Tabletten, oder Packungen abgerechnet?
Im ambulanten Bereich werden üblicherweise Packungen gemäß der Spezialitätenliste verrechnet (siehe http://www.bag.admin.ch/themen/krankenversicherung/00263/00264/00265/ind ex.htmllang.de)
- Berechnen Sie einen Packungsaufschlag?
Ich gehe davon aus, dass in Deutschland die pharmazeutischen Leistungen mit einem Packungsaufschlag abgegolten werden. In der Schweiz werden diese Leistungen über den Medikamentencheck (pro Packung, CHF 4.32) und Bezugscheck (pro eingelöstes Rezept, 3.24 CHF) abgegolten.
- Wie verfahren Sie mit dem Thema Verwurf?
Ihre Frage ist unklar.
2. Wer trägt die Kosten der Patientenorientierten Arzneimittelversorgung?
Beim Bezug der Medikamente in Apotheke tragen die Krankenkassen diese Kosten gemäß den vertraglich vereinbarten Tarifen und Bestimmungen.
- Wer trägt die Kosten für das multi-dose, oder unit-dose Verblistern
im Krankenhaus
Keine separate Vergütung durch die Krankenkassen.
Alten - , oder Pflegeheim?
Keine separate Vergütung durch die Krankenkassen.
Ich wünsche Ihnen viel Erfolg bei Ihrer Projektarbeit und bitte Sie, mir ein Exemplar Ihrer Arbeit zuzustellen.
Freundliche Grüsse
i.A. M. Ziegler

---

santésuisse
Die Schweizer Krankenversicherer
Stephan Colombo

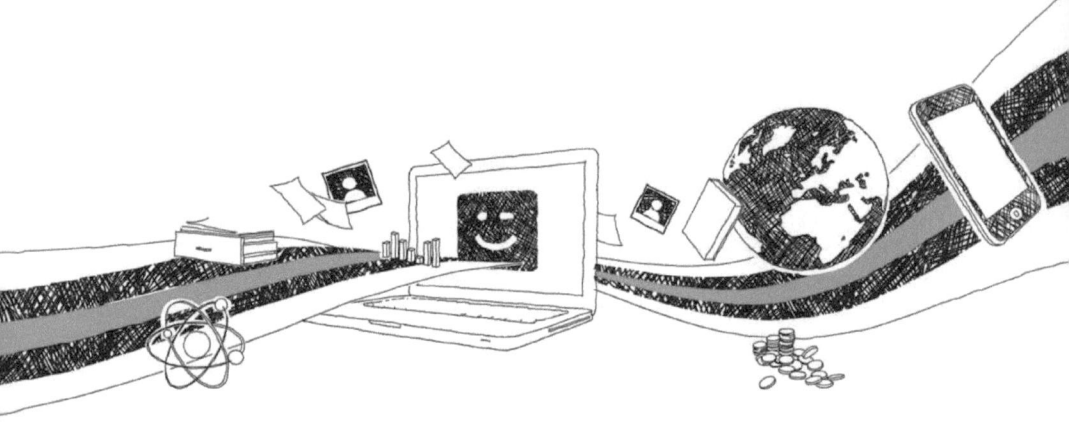